Les intestins

confort et bien-être

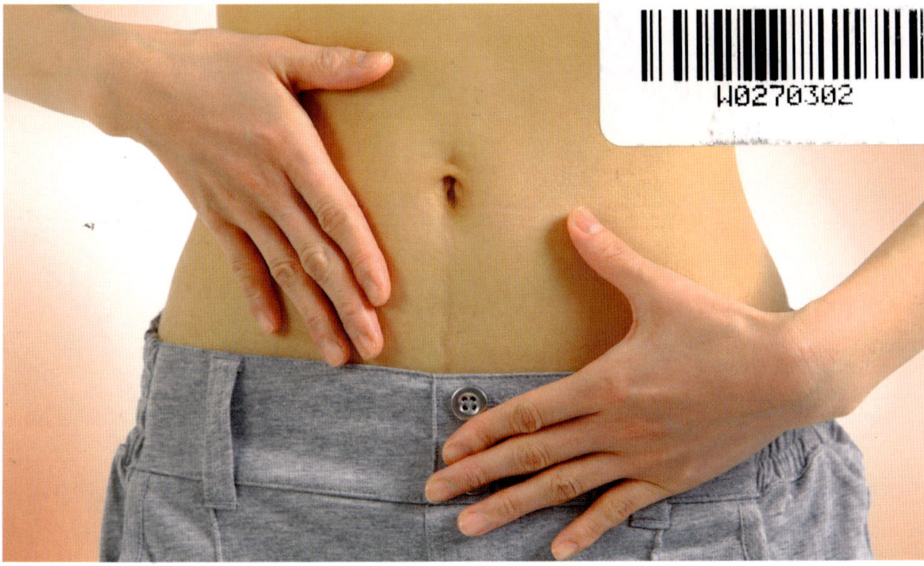

© Fotolia

Et si tout commençait dans les intestins ?

Les médecines traditionnelles considèrent depuis toujours le bon état de l'intestin comme indissociable d'une bonne santé. Depuis le jour de la naissance jusqu'au dernier jour, la santé de l'être humain est largement tributaire de son « terrain intestinal ». Aujourd'hui, le rôle du ***microbiote intestinal*** est mieux connu. On sait désormais qu'il joue un rôle dans les fonctions digestive, métabolique, immunitaire et même neurologique. En conséquence, une ***dysbiose***, c'est-à-dire un déséquilibre qualitatif et fonctionnel de la flore intestinale, est une piste sérieuse pour comprendre l'origine de certaines carences et maladies. Prendre soin de sa flore intestinale et protéger le bon fonctionnement de ses intestins en adoptant notamment une alimentation et une hygiène de vie adaptées, c'est se prémunir de nombreux maux et faciliter les fonctions innombrables, essentielles et méconnues de nos intestins.

AEDIS

QUELS RÔLES POUR LE MICROBIOTE ?

On sait aujourd'hui que le microbiote joue un rôle dans les fonctions immunitaire, neurologique, digestive et métabolique.

Rôle immunitaire

Le microbiote participe activement à l'effet barrière de la muqueuse intestinale, les bonnes bactéries agissent tels de véritables compétiteurs vis-à-vis des hôtes indésirables Le microbiote aurait également un rôle favorable pour la sécrétion des lymphocytes locaux.

Rôle digestif et métabolique

Le microbiote intestinal assure son propre métabolisme en puisant dans nos aliments, notamment dans les fibres alimentaires non digérées (***prébiotiques***). En parallèle, ces micro-organismes interviennent sur la digestion de nos propres aliments : ils facilitent l'assimilation des nutriments grâce à un ensemble d'enzymes dont l'organisme n'est pas pourvu ; ils participent à la synthèse de certaines vitamines (vitamine K, B12, B8), ils assurent la fermentation des substances non digestibles et des sucres.

La flore intestinale intervient également dans les processus métaboliques le microbiote intestinal a un impact majeur sur l'utilisation du bol alimentaire et inversement. Il s'agit d'une interrelation réciproque : si la nourriture altère les bactéries, ces dernières, à leur tour, vont impacter différemment le métabolisme de la nourriture. C'est ainsi qu'une ***dysbiose*** (déséquilibre de la flore intestinale) pourra altérer l'intégrité de la barrière intestinale, c'est-à-dire altérer sa capacité à métaboliser (transformer) certaines des substances ou à éliminer certains toxiques.

L'importance d'un bon équilibre

On établit actuellement le lien entre la ***dysbiose intestinale*** avec l'émergence de maladies fonctionnelles comme les allergies alimentaires, l'intolérance au gluten, l'eczéma atopique, certaines maladies inflammatoires, mais aussi des troubles métaboliques comme le diabète de type 2 ou l'obésité, voire les maladies cardiovasculaires ou des troubles de l'attention et du comportement (hyperactivité, autisme, anorexie).

COMMENT RÉGULER SON MICROBIOTE ?

La meilleure prévention est une alimentation saine, limitant l'apport de viande rouge (2 à 3 fois par semaine), évitant le plus possible les aliments sucrés, raffinés et industrialisés (additifs). On apportera des aliments riches en probiotiques (pain au levain, croûte de fromage, miso, olives, kéfir, kombucha, légumes lacto-fermentés) et riches en fibres prébiotiques. Lorsque cela est nécessaire, l'apport de probiotiques spécifiques, des compléments à base de plantes et des mesures d'hygiène de vie peuvent aider à conserver ou rétablir un bon équilibre de la flore intestinale.

Dysbiose due à l'alimentation ou au stress

✚ Veiller à une bonne hygiène alimentaire et buccale. Éviter la prise inutile d'anti-inflammatoires. Avoir une activité physique régulière. Apprendre à maîtriser son stress.

☕ Association de probiotiques courants ou définis par le médecin selon l'entérotype individualisé : *Bifidobacterium longum, Lactobacillus acidophilus, Lactococcus lactis, Streptococcus thermophilus.* Plantes relaxantes (valériane, mélisse, passiflore).

Dysbiose avec « colites » : spasmes, crampes intestinales et ballonnements

✚ Éliminer les aliments mal tolérés. Introduire les prébiotiques très progressivement. Éviter les huiles essentielles par voie orale.

☕ Infusion de mélisse, verveine, camomille, ou passiflore (10 g/litre, 3 à 4 tasses par jour). Saupoudrer les mets avec des graines d'anis, d'aneth, de carvi, de cumin ou de fenouil doux.

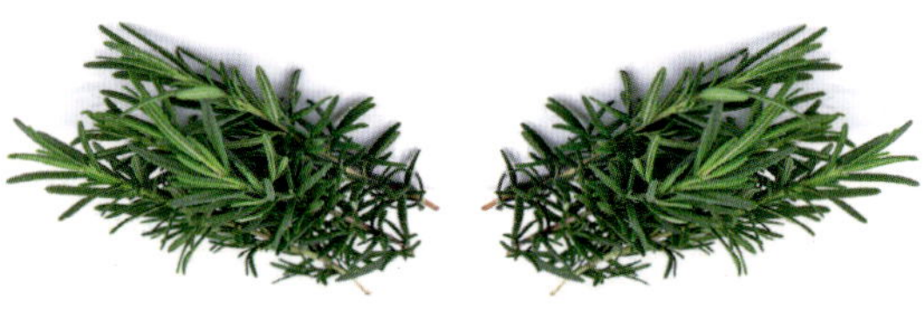

Dysbiose avec constipation

✚ Pratiquer une activité physique régulière. Penser à bien s'hydrater.

☕ Infusions ou préparations à base de romarin, artichaut et menthe poivrée.

Dysbiose avec alternance diarrhée et constipation

✚ Soulager selon les symptômes. Consulter un médecin en cas de persistance des troubles.

☕ Infusions et préparations à base de réglisse, curcuma ; macérat glycériné de bourgeons de noyer.

Dysbiose avec fragilité immunitaire

✚ Soutenir avec des plantes immunostimulantes et probiotiques. Consulter un médecin en cas de persistance des troubles.

☕ Infusions et préparations à base d'échinacée, d'éleuthérocoque et d'andrographis. Cures discontinues de 3 semaines.

Dysbiose avec intolérance alimentaire

✚ Éliminer les aliments suspects notamment le gluten, les laitages des animaux, les fruits acides, les farines complètes, les œufs. Les réintroduire un à un.

☕ Pendant la crise : 2 à 3 gélules de charbon activé. Après la crise : infusion et préparation à base de desmodium et de curcuma.

Dysbiose avec épisode allergique

✚ Huile de nigelle dans l'alimentation. Cures discontinues de manganèse.

☕ Infusions et préparation à base de cassis, plantain, réglisse.

Suite d'antibiothérapie ou de gastro-entérite

✚ Éviter les laitages des animaux pendant quelque temps.

☕ Cure de macérat glycériné de bourgeons de noyer (*Juglans regia L.*) : 5 gouttes de macérat-mère de noyer matin et soir pendant 3 à 4 semaines.

✚ *Alimentation et hygiène de vie*

☕ *Compléments alimentaires*

Malabsorption des nutriments

- Privilégier les omegas 3 dans son alimentation. Éviter les huiles essentielles par voie orale.
- Compléments à base de citrulline et glutamine.

Candidose

- Éviter les farines raffinées et le sucre. Adopter le sarrasin, le quinoa, les lentilles, la noix de coco, l'ail, l'oignon et l'origan.
- Extrait de pépins de pamplemousse (15 gouttes 2 à 3 fois par jour), propolis en poudre 1 à 3 gélules par jour.

Côlon irritable

- Limiter le gluten et les produits laitiers. Apprendre à gérer son stress. Éviter les huiles essentielles par voie orale.
- Utiliser des pansements digestifs doux à base de mucilages comme l'aloe vera (30 ml avant chaque repas), des graines de psyllium (1 cuillère à café avant chaque repas) ou des décoctions de graines de lin. Infusion de mélisse, verveine ou passiflore (10 g/litre, 3 à 4 tasses par jour).

À savoir : un microbiote diversifié favorise une bonne santé, à l'inverse une perte de diversité bactérienne représente un profil métabolique défavorable et un facteur de risque de maladie. En particulier, les dyslipidémies, les insulinorésistances, le diabète de type 2 et les maladies inflammatoires intestinales sont souvent corrélées avec un appauvrissement de la flore intestinale (microbiote).

À QUOI SERVENT LES PROBIOTIQUES ?

La fatigue, le stress, une alimentation déséquilibrée ou la prise de certains médicaments (comme les antibiotiques) peuvent perturber le bon équilibre naturel de notre microbiote. Des signes variés peuvent révéler ce déséquilibre comme des troubles digestifs, des diarrhées, des mycoses, de l'acné, mais aussi des migraines, des douleurs ostéoarticulaires ou une fatigue chronique. La prise de **probiotiques** (souches spécifiques de bactéries ou de levures) prévient l'installation ou élimine par compétition les mauvais germes et permet la restauration d'une flore équilibrée et bénéfique pour l'organisme. Les propriétés d'un probiotique diffèrent selon les souches.

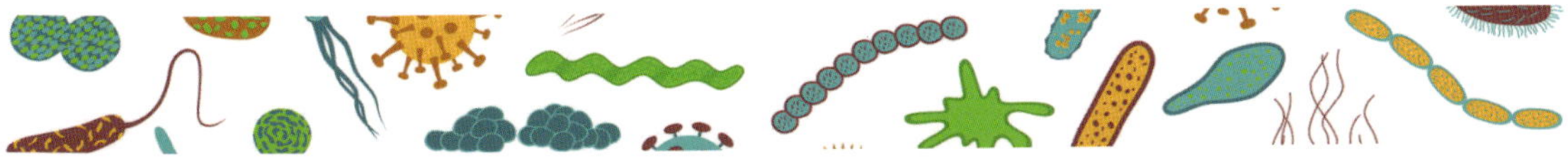

COMMENT CHOISIR SES PROBIOTIQUES ?

Prise d'antibiotiques

- Pendant le traitement, jusqu'à 1 mois après
- *Saccharomyces boulardii* (Enterol®), *Lactobacillus fermentum* et *Lactobacillus delbrueckii* (Lactéol®)

Diarrhées, gastro-entérites

- Pendant et 15 jours suivants
- *Lactobacillus rhamnosus GG, Lactobacillus bulgaricus, Streptococcus thermophilus*

Prévention des voyages à risque

- 15 jours avant et pendant le voyage
- *Lactobacillus acidophilus, Lactobacillus casei, Lactobacillus plantarum*

Soutien immunitaire (rhume, angine, grippe)

- Au moins 10 jours à 1 mois
- *Lactobacillus caséi defensis, Lactobacillus rhamnosus* et *Lactobacillus gasseri, Bifidobacterium bifidum* et *longum*

Rhinites allergiques

- 1 mois avant la saison et pendant la période à risque
- *Lactobacillus paracasei, Lactobacillus salivarius, Lactobacillus rhamnosus*

Dermatoses

- Cure de 30 jours
- *Lactobacillus caucasisus* (kéfir)

Dermite atopique chez l'enfant

- En continu
- *Lactobacillus rhamnosus GG*

Sensibilité digestive, hyperméabilité intestinale

- Possible en continu
- *Lactobacillus plantarum, Lactobacillus acidophilus, Bifidobactérium lactis*

Colopathies/colites/côlon irritable

- En cure de 2 à 3 mois, possible en continu
- *Lactobacillus plantarum* et *acidophilus, Lactobacillus gasseri* (anti-inflammatoire), *Bifidobacterium infantis* et *longum*

Ballonnements, troubles du transit

- Cure de 1 à 3 semaines
- *Lactobacillus plantarum, Acidophilus Bifidobacterium infantis, longum* et *essensis*

Stress, fatigue

- Cure de 1 à 2 mois
- Levure vivante, *Lactobacillus helveticus, Bifidobactérium longum*

Mycoses vaginales, cystites (limite les récidives)

- Cures discontinues
- *Lactobacillus rhamnosus GR-1, Lactobacillus reuteri RC-14*

Durée de la prise — *Souches à privilégier*

Attention : Pour être efficace, il convient de sélectionner des produits contenant au moins 10^8 de ferments par prise.
La prise de compléments à base de ***probiotiques*** peut présenter des risques chez les personnes allergiques à certains aliments, notamment celles allergiques aux laits des animaux.

FACILITER UN BON TRANSIT

Il n'y a pas de référentiel strict pour définir un bon transit, chacun possédant sa propre « normalité ».

Pour le spécialiste, la constipation est sans équivoque en dessous de **3 selles par semaine**, [illegible] la constipation est mise en cause dès que l'absence de selles rend la vie inconfortable.

En dehors des causes organiques réservées au suivi médical, les erreurs alimentaires, [illegible] les voyages, une vésicule biliaire paresseuse, l'âge ou l'abus de laxatifs sont les causes principales de la constipation. Les agents infectieux ou inflammatoires sont eux principalement à l'origine des *diarrhées*.

CONSTIPATION

Conseils hygiéno-diététiques

- Exercice physique régulier.
- Réguler le stress (yoga, sport, méditation…).
- Équilibrer son microbiote.
- Éviter les aliments pauvres en déchets : lait et fromages, poissons et viandes salées, tapioca, riz et pâtes raffinées, thé, chocolat, cacao. Éviter une alimentation trop carnée et pauvre en légumes. Privilégier les fibres prébiotiques.
- Cuisiner avec de l'huile d'olive crue et cuite.
- Manger des pommes ! (la pectine forme un gel dans le tube digestif), des figues et des abricots secs trempés.

Remèdes naturels

- Stimuler la fonction biliaire par des plantes cholagogues : chardon-marie, artichaut, boldo, radis noir, curcuma, pissenlit, romarin, menthe poivrée.
- Apporter de la vitamine B pour renforcer la tonicité musculaire : levure de bière, pain complet.
- Utiliser en première intention des « laxatifs de lest » : agar-agar, graines de lin et psyllium, mauve et guimauve, framboisier.

Avertissement : une colite douloureuse, une alternance de diarrhée et de constipation, une dysbiose avec fatigue chronique peuvent être les premières manifestations de maladies chroniques plus graves. Quand les symptômes persistent au-delà d'une à deux semaines il est impératif de consulter un médecin. Les indications données dans ce guide sont données à titre d'information, elles ne sauraient remplacer un avis médical à chaque fois que l'état de santé l'impose.

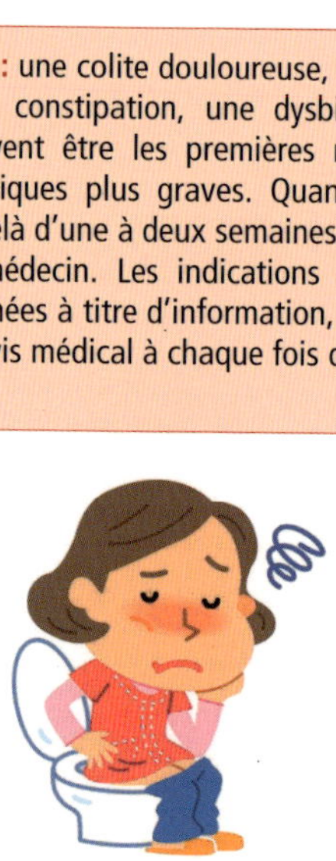

DIARRHÉE

Conseils hygiéno-diététiques

- Surveiller la fièvre et l'émission de sang. Pratiquer une diète hydrique pendant 24 à 48 h. Éviter les fruits et légumes crus. Boire l'eau de cuisson du riz (2 à 3 verres par jour). Aliments possibles : riz ; tapioca, carotte cuite, coing, pomme râpée.
- Faire une cure de pollen apicole après l'épisode. Rééquilibrer la flore avec des probiotiques ou des macérats glycérinés de bourgeons de noyer et d'airelle.

Remèdes naturels

- Stimuler la fonction biliaire par des plantes cholagogues : chardon-marie, artichaut, boldo, radis noir, curcuma, pissenlit, romarin, menthe poivrée.
- Apporter de la vitamine B pour renforcer la tonicité musculaire : levure de bière, pain complet.
- Utiliser en première intention des « laxatifs de lest » : agar-agar, graines de lin et psyllium, mauve et guimauve, framboisier.
- Infusions de salicaire, ronce, hamamélis, fruits séchés de myrtille, racines de fraisier.
- Le thé noir est à privilégier en cas d'asthénie.
- Charbon végétal jusqu'à 9 gélules par jour à distance des médicaments.
- Argile verte ou diomectite.

À savoir : la barrière intestinale et ses fonctions peuvent être altérées lors de certaines pathologies coliques comme des infections bactériennes, les inflammations chroniques, les cancers colorectaux, l'abus d'alcool et certains régimes ou intolérances alimentaires.
Étonnant : une alimentation riche en fibres prébiotiques augmente la quantité de bonnes bactéries de l'intestin de façon importante. Selon la dose et la substance, on parle d'une augmentation de l'ordre 300 %, donc 3 fois plus de bonnes bactéries !

ISBN 978-2-84259-907-2

Texte : Cécile Decroix - Illustrations : Tibere Medori - Photographies : Fotolia
Dépôt légal : 1er trimestre 2018
PRINTED IN FRANCE

UN PEU D'ANATOMIE

Les **intestins** se positionnent dans la partie basse du **système digestif** pour finaliser notamment le processus séquencé et très élaboré de notre digestion. Le système digestif transporte le bol alimentaire qui se transmet d'orifice à viscères telle une succession de portes. En dessous de la porte inférieure de l'estomac appelée « pylore » (du grec « gardien des portes »), le système digestif se prolonge par l'intestin grêle puis le gros intestin (côlon) pour se finir par le rectum et l'anus. L'intestin grêle composé de trois segments anatomiques successifs (duodénum, jéjunum, iléon) s'étend tel un conduit replié sur lui-même en une trajectoire aux multiples zigzags sur une longueur de 5 à 7 mètres.

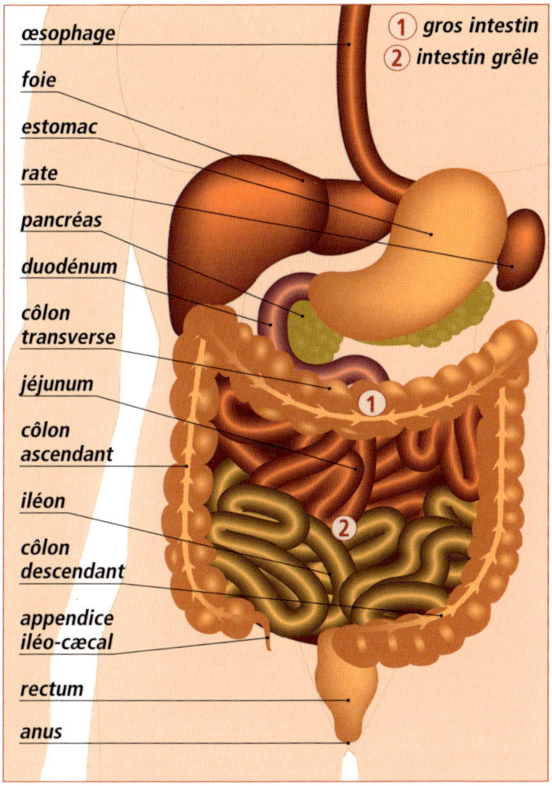

l'intestin grêle, dont le rôle majeur est l'absorption des aliments, doit offrir une grande surface de contact avec le bol alimentaire pour favoriser l'extraction des nutriments et molécules utiles. Sa muqueuse, qui s'organise en plis et replis pour économiser de la longueur, est également formée à très petite échelle de villosités elles-mêmes constituées au niveau microscopique de microvillosités.

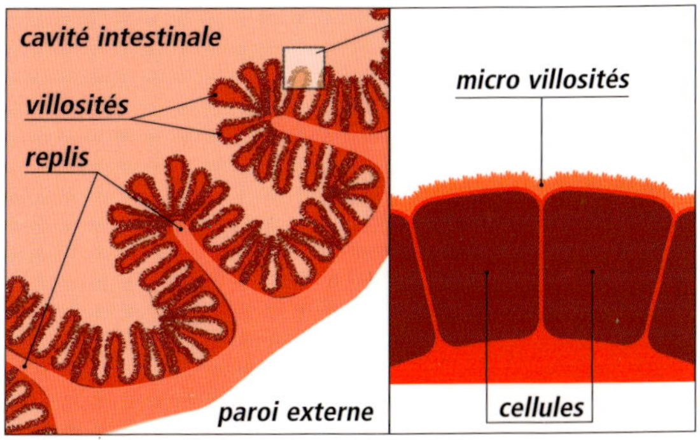

Le gros intestin (ou côlon) est situé dans le prolongement de l'intestin grêle et s'étend jusqu'à l'anus.

Comme l'intestin grêle, il est constitué de segments successifs, le cæcum, le côlon ascendant, transverse, descendant puis sigmoïde. Le rectum est le renflement terminal qui débouche sur l'anus. Les sphincters jouent également un rôle important dans le contrôle volontaire ou involontaire des mouvements intestinaux, le stockage et l'exonération des matières.

CONTRARIER LES RYTHMES DIGESTIFS NATURELS PEUT PRÉSENTER DES RISQUES !

Le processus physiologique de l'**exonération intestinale** (ou défécation) est sous le contrôle de deux sphincters situés au niveau de l'anus. Le péristaltisme est un mécanisme involontaire, il entraîne au bout du système digestif les déchets inutiles pour l'organisme.

Plusieurs fois par 24 h (ou selon la normalité de la personne), la masse des fèces se présente à la porte du premier sphincter, celui-ci se relâche un peu pour informer les cellules sensorielles aux alentours de l'envie d'aller à la selle.

Par réflexe, le second sphincter se contracte et renforce la fermeture du premier sphincter. Ce n'est que la volonté, et donc notre commande centrale, qui décidera du moment propice pour ordonner le relâchement du sphincter externe et par voie réflexe du sphincter interne.

Différer systématiquement nos envies d'aller à la [illegible] à terme contrarier la communication subti[illegible] les 2 sphincters et induire des troubles à type de constipation.

Étonnant : si la muqueuse de l'intestin grêle se déroulait sans replis sur elle-même, l'intestin grêle s'étendrait sur près de 18 mètres ! L'ensemble des plis, replis, villosités et microvillosités offre une surface d'échange représentant une surface d'environ 250 mètres carrés soit la grandeur d'un terrain de tennis !

LES DIFFÉRENTES FONCTIONS DES INTESTINS

UNE FONCTION DIGESTIVE

C'est dans l'***intestin grêle*** que se déroule l'ultime désagrégation des aliments. À la sortie du pylore, les aliments sont déjà réduits en bouillie, puis ils sont aspergés à l'entrée du duodénum par les enzymes digestifs en provenance du pancréas ou de la vésicule biliaire.

Grâce à ces enzymes digestifs, les aliments sont disséqués et réduits en molécules de petites tailles pour pouvoir diffuser à travers la membrane intestinale et être absorbés dans le sang.

- Le glucose, les acides aminés, les acides gras à courte chaîne et le glycérol passent de la lumière intestinale aux vaisseaux sanguins.
- Les acides gras à longue chaîne et les triglycérides passent dans les vaisseaux lymphatiques.
- L'eau, les sels minéraux et les vitamines diffusent dans le réseau sanguin et lymphatique.

Avant que les nutriments transmettent l'énergie aux cellules, les vaisseaux transitent par le foie qui constitue une première réserve d'énergie et filtre les molécules toxiques ou indésirables.

Le côlon se chargera de digérer en prenant son temps (environ 16 heures) tout ce qui n'a pas pu être assimilé par l'intestin grêle.

Ses outils ne sont plus des sucs digestifs, mais des bactéries intestinales saprophytes qui permettent la digestion de

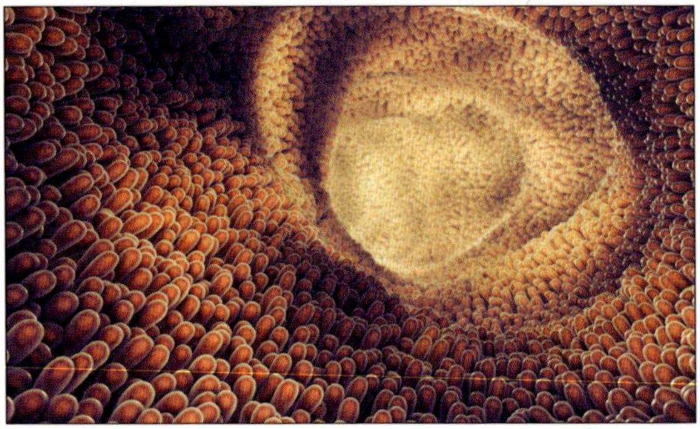

Villosités intestinales.

certains éléments comme la cellulose et les fibres. C'est aussi dans le gros intestin que certains minéraux comme le calcium sont absorbés, de plus, la symbiose alchimique avec certaines bactéries va décupler la mise à disposition pour l'organisme des vitamines **B1**, **B2**, **B12**, **D** et si nécessaire d'une dose supplémentaire d'acides gras très énergétiques. Le dernier mètre du côlon est également impliqué dans l'équilibre hydrique et salin du corps Cette régulation hydrique nous permet d'économiser un litre d'eau par jour. Enfin, le gros intestin, équipé dès le cæcum d'un premier sphincter, évite le retour de matière dans l'intestin grêle. Cette fonction est essentielle pour éviter la contamination de l'intestin grêle par les bactéries présentes dans le côlon.

UN RÔLE DE DÉFENSE

Si la paroi intestinale laisse diffuser les nutriments, elle a également un rôle de protection vis-à-vis des toxiques et des agents infectieux venus de l'extérieur. Plusieurs éléments constituent cette défense : l'***épithélium*** du côlon, la ***couche de mucus*** qui le tapisse, la ***flore commensale*** qui entre en compétition avec les bactéries exogènes et le système immunitaire très développé dans l'intestin. Cette protection multiple est dénommée « ***barrière intestinale*** ».

Le mucus repousse physiquement les molécules ou micro-organismes indésirables le long de l'épithélium du côlon. Le mucus contient également du lysozyme et des immunoglobulines de type A qui lui confèrent des propriétés antibactériennes (immunoprotection non spécifique).

L'intestin grêle abrite également des protéines de l'immunité innée (désignées TLR) ; elles sont capables de reconnaître des motifs bactériens ou viraux et d'isoler les micro-organismes pathogènes. Un autre tissu lymphoïde essentiel, « le Galt » (Gut Associated Lymphoïd Tissue), tapisse la muqueuse, il contient plus de lymphocytes que tous les organes lymphoïdes de l'organisme. L'appendice iléo-cæcal n'est pas une excroissance inutile, c'est également un des lieux de fabrication d'immunoglobulines dans l'organisme.

QU'EST-CE QUE LE MICROBIOTE INTESTINAL ?

Le ***microbiote intestinal*** localisé dans l'intestin grêle et le côlon désigne l'ensemble des micro-organismes de la ***flore commensale*** (non pathogène) qui participent aux fonctions bénéfiques pour l'intestin. Puis la composition du microbiote intestinal évolue selon l'influence de la génétique, de l'alimentation, de l'hygiène de vie et de l'environnement. Par exemple, un traitement antibiotique réduit la qualité et la quantité de la flore intestinale sur plusieurs jours jusqu'à plusieurs semaines. Aussi, des antibiothérapies répétées au cours de la vie peuvent induire une évolution progressive et définitive du microbiote.

Chez l'homme, le microbiote intestinal est constitué en majorité de bactéries, mais aussi de virus et de champignons microscopiques. Il renferme environ 100 000 milliards (10^{14}) de bactéries pouvant appartenir à plus d'un millier d'espèces différentes !

LEXIQUE

Bactéricide
Substance ayant la capacité de tuer des bactéries.

Bactéries exogènes
Provenant ou produites en dehors de l'organisme.

Bactéries saprophytes
Bactéries qui ne se développent pas dans l'organisme, mais se nourrissent des déchets générés au sein de celui-ci (elles ne sont pas pathogènes).

Diarrhée
Évacuation de selles liquides.

Dysbiose
Déséquilibre du microbiote intestinal.

Épithélium
Désigne un tissu fondamental composé de cellules étroitement juxtaposées et solidaires.

Fèces
Nomment les excréments, c'est-à-dire les matières alimentaires non utilisées par l'organisme qui sont excrétées sous forme solide par l'anus.

Flore commensale
Regroupe des micro-organismes microscopiques non pathogènes vivant au niveau de la peau et des muqueuses, participant au bon équilibre local (protection, immunité).

Glycoprotéine
Protéine portant une ou plusieurs chaînes de molécules de sucre.

Immunoglobine
Protéine du sérum sanguin (anticorps) sécrétée en réaction à l'introduction dans l'organisme d'une substance étrangère (antigène).

À savoir : en dessous du ***cæcum*** (départ du gros intestin situé dans la partie droite de l'abdomen) existe un prolongement en tube long d'environ 10 cm connu sous le nom d'appendice iléo-cæcal. Quand des matières ou un corps étranger stagnent dans celui-ci, une réaction inflammatoire et une infection bactérienne peuvent se déclarer créant une « appendicite ».

Immun protection non spécifique
La réponse non spécifique, qui constitue l'immunité innée, agit en ne tenant pas compte du type de maladie qu'elle combat.
Elle constitue la première ligne de défense face à une infection.

Lumière intestinale
Du latin lumen, désigne l'espace intérieur d'un organe creux circonscrit par ses parois.

Lymphocytes
Cellules appartenant au groupe des globules blancs ayant un rôle majeur dans la défense contre les infections et la mémoire immunitaire.

Lysozyme
Enzyme possédant la capacité de détruire la paroi cellulaire des bactéries.

microbiote
Ensemble des micro-organismes : bactéries, virus, parasites, champignons non pathogènes qui vivent dans un environnement spécifique, souvent hébergés sur un hôte.

Mucus
Sécrétion visqueuse et translucide, peu soluble dans l'eau, produite par des glandes spécifiques.

Péristaltisme intestinal
Ensemble des contractions musculaires qui assurent la progression du bol alimentaire à l'intérieur des intestins.

Péritoine
Membrane séreuse (au revêtement lisse) tapissant la paroi externe du gros intestin.

Polysaccharides
Polymères constitués de plusieurs oses (molécules de sucre) reliés entre eux.

Prébiotique
Fibres végétales servant de nourriture aux bactéries de notre intestin.

Probiotique
Micro-organismes vivants ayant un effet bénéfique sur la santé de l'hôte.

Sérotonine
Neurotransmetteur impliqué dans la régulation de l'humeur.

Sphincter
Muscle circulaire situé autour d'un conduit naturel (tube digestif, vessie, etc.). Sa contraction permet de fermer totalement ou partiellement un orifice ou un conduit du corps.

Tissu lymphoïde
Ensemble des organes où résident les Lymphocytes et les autres cellules du système immunitaire.

Xénobiotique
Substance étrangère et toxique présente dans l'organisme vivant. En général, un xénobiotique est une molécule chimique polluante.

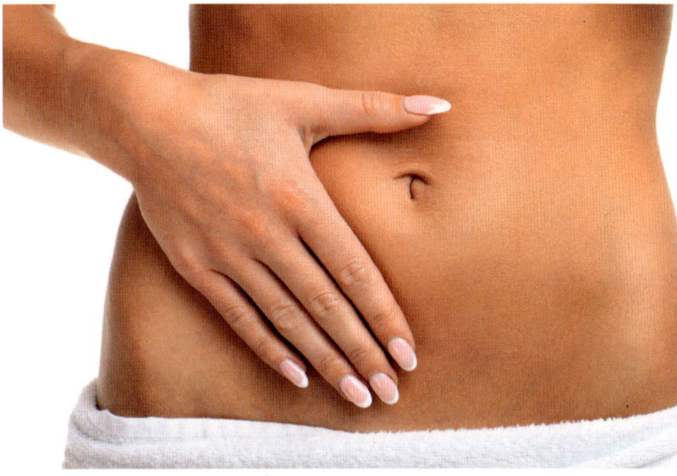

À QUOI SERVENT LES PRÉBIOTIQUES ?

Les **prébiotiques** sont des composés, essentiellement des fibres végétales, non digestibles qui sont dégradés par les micro-organismes de l'intestin. Ils alimentent donc en quelque sorte « les bonnes bactéries intestinales », les aident à se reproduire et exercent par ailleurs des fonctions essentielles.

Ils permettent d'améliorer le transit intestinal autant chez les personnes souffrant de constipation que chez celles souffrant de diarrhée, de limiter les phénomènes inflammatoires, de favoriser l'absorption des minéraux notamment le magnésium, le calcium, le fer et le zinc, de contribuer à l'abaissement du taux des lipides sanguins, surtout des triglycérides et à la formation d'acides gras à chaînes courtes (butyrique, propionique, acétique), d'augmenter le besoin de mastication qui accélère l'apparition de la satiété et ralentit l'entrée du sucre dans le sang.

La ration recommandée pour un adulte doit être de **30 g par jour** en variant la nature des fibres.

LES SOURCES DE PRÉBIOTIQUES

Fruits frais	*Légumes et plantes*	*Légumineuses / céréales / graines*	*Compléments alimentaires à base de :*
À fibres solubles : Banane, poire et pomme (sans peau), fraise, framboise, jus d'agrumes, ananas **À fibres insolubles :** Agrumes, ananas, grenade, fruits à coque	Ail, poireau, oignon, échalotes, asperge, artichaut, pissenlit, endives, haricots verts, carottes, topinambour, racines de konjac, de yacon et de jicama	Toutes les légumineuses. Céréales complètes et semi-complètes *et surtout :* son de blé, avoine, orge, lin.	- Racine de chicorée ou inuline - Arabinogactanes - Fructo-oligosaccharides (FOS) - Soya-oligosaccharides (extraits de légumineuses) - Isomaltosaccharides (levures) - Galactomanane (gomme de guar) - Galacto-oligosaccharides

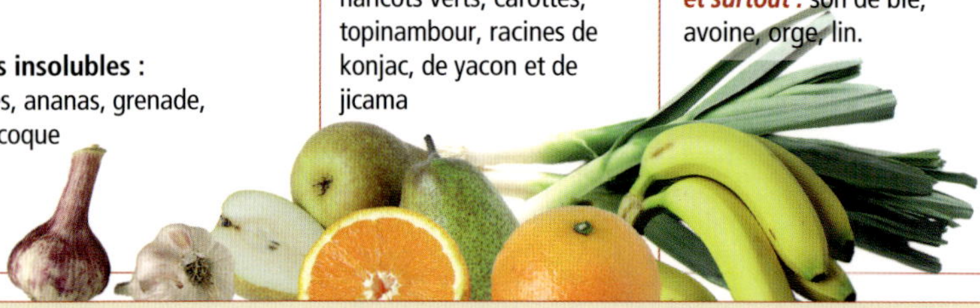

N.B. La cuisson est à éviter pour les aliments à fibres solubles (à consommer de préférence crus et frais). Les aliments à fibres insolubles sont consommés de préférence cuits.

LES INTESTINS : UN DEUXIÈME CERVEAU ?

« *L'homme sage est celui qui va bien de l'intestin* » – proverbe chinois. Notre intestin est qualifié de **deuxième cerveau** depuis que la science a mis en évidence l'extraordinaire innervation nerveuse et la complexité des échanges chimiques et biochimiques en son sein, ainsi que les potentialités biologiques et physiologiques qui en découlent. L'intestin contient **200 millions de neurones** qui communiquent entre eux et avec ceux présents dans le cerveau. Le nerf vague a été identifié comme la voie la plus importante et la plus rapide pour relier l'intestin et le cerveau. Le cerveau utiliserait cette voie de communication pour se rendre compte de ce qui se passe dans le corps !

Car l'intestin hyperinnervé et aussi très étendu est au cœur des échanges et des stimulations se produisant au quotidien : apports des nutriments, assimilation, stimulation immunitaire, circulation hormonale… C'est ainsi que l'on réalise actuellement que l'intestin est un **organe sensoriel** primordial en relation constante avec le cerveau. Les conséquences de cette proximité se traduisent dans les 2 sens : une inflammation intestinale chronique s'exprime très souvent par une anxiété ou des symptômes dépressifs, alors qu'une situation de stress mettra au ralenti le système digestif (pour économiser de l'énergie) et se traduira par exemple par une fatigue digestive ou un manque d'appétit… De même le stress répété pourra à la longue influer sur le microbiote et créer des désordres digestifs, et à l'inverse, un déséquilibre du microbiote créé par une mauvaise alimentation ou des toxiques pourra retentir sur notre équilibre nerveux.

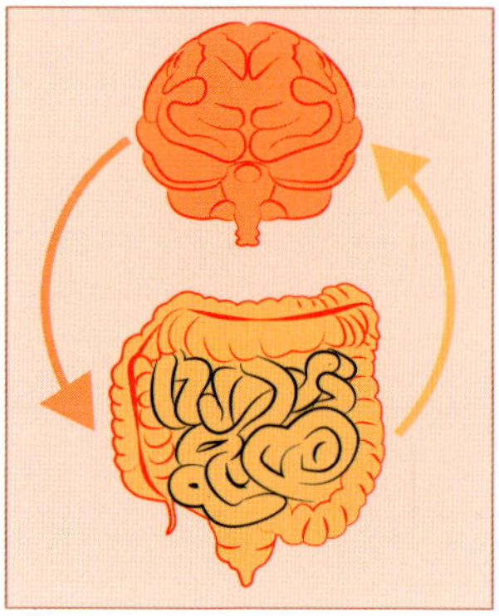

Le microbiote joue un rôle majeur dans ce **lien cerveau-intestin** et la gestion de notre équilibre psychologique.

Nos bactéries intestinales seraient en effet à l'origine de la fabrication majoritaire de sérotonine dans notre organisme. Les toxines sécrétées par nos mauvaises bactéries pourraient également être à l'origine de troubles du comportement comme la schizophrénie et d'autres maladies psychiatriques.